Für alle, die sich ein glückliches Leben wünschen.

Positives Denken

Positives Denken lernen mit erstaunlich simplen Methoden.

Inhaltsverzeichnis

Einleitung

Vielen Dank für das Herunterladen des Buches, *"Positives Denken"*.

Dieses Buch wird dir dabei helfen, deinem Leben endlich positiv zu entgegnen.

- Statt dich von einem negativen Gedanken zum nächsten schleifen zu lassen, wirst du lernen, Herr über deine Gedanken zu werden
- Erfahren, wie erfolgreiche Menschen, ihr Unterbewusstsein steuern und wie du dies auch tun kannst
- Mit simpler Vorbereitung, negative Gedanken wie durch Zauberhand austauschen.
- Lernen, wie deine Vergangenheit dich heute beeinflusst.
- Endlich dauerhaft positiv sein, mehr aus deinem Leben rausholen und bekommen was du dir wünschst.

- Mit viele Praxisübungen, das gelernte erfolgreich umsetzen.

Nochmals, vielen Dank für das Herunterladen dieses Buches. Ich hoffe, es wird dir weiterhelfen.

Kapitel 1

Wie gelähmt sitze ich auf meinem Stuhl. Mein Körper zittert dabei wie Espenlaub, in der Hoffnung, dass niemand meine innere Unruhe mitbekommen würde.

Meine Gedanken sind total blockiert. Wenn ich doch nur so cool wie die anderen Studenten meines Semesters wäre. Wie machen die das bloß? So locker und entspannt zu wirken, während all diese Gesichter auf die eigene Person gerichtet sind.

Es geht mir die ganze Zeit durch den Sinn, ob ich nach meinem Referat, alle Antworten auf, die mich einprasselnden Fragen, parat haben werde. Mein Hals ist total trocken. Mein Gesicht und meine Lippen brennen schrecklich.

Als nächstes bin ich dran. In meinem Kopf fahren die negativen Gedanken Karussell, wie auf dem Jahrmarkt. Werde ich einen Blackout haben und mich vor allen blamieren? Ich schwitze und mein Herz rast so, als wäre ich gerade einen 100 Meter Sprint bei den Olympischen Spielen gelaufen oder als würde ich in einem Hitchcock Thriller sitzen. Das müssen die Anderen doch mitbekommen. Dieser Gedanke fährt wie ein Blitz durch mich und trägt zu meinem körperlichen Desaster bei. Wie soll ich das bloß überstehen?

Wieso kann ich nicht endlich aufhören, diese negativen Gedanken zu haben? Dann wäre sicher alles halb so schlimm.

„Marie“ höre ich jemanden meinen Namen aufrufen. Innerlich zucke ich nochmals zusammen. Ich stehe auf, nehme meine Zettel in die Hand und schreite zur Tafel…

Diese und ähnliche Szenen waren leider sehr typisch für meine Leidenszeit als „Negativdenkerin“. Nicht nur in Lampenfieber, äußerten sich meine schwarzmalerischen Gedanken. Irgendwie war in mir ein Programm installiert, das sich alle verheerenden Szenarien ausdachte, die eine Situation mitbringen konnte. Mal war es, sich bei einem Vortrag bis auf die Knochen zu blamieren, mal niemals einen passenden Mann zu finden und verbittert, alleine zu enden.

Eigentlich war ich ein sehr aufgeweckter Mensch und mochte das Leben. Aber es passierte immer wieder, dass ich mich in negativen Gedanken gefangen fand und damit beschäftigt war, mir auszumalen, was alles schieflaufen könnte.

Ich wusste keinen Ausweg, ich konnte meinen schwarzen Dämonen in mir nicht einmal richtig benennen. Wie sollte das nur enden? Wie würde ich es schaffen, die Kontrolle über mein Gedankengut zu gewinnen.

So, konnte es nicht weitergehen. Also krempelte ich – meine gedanklichen Ärmel hoch – und entschloss mich einen Weg zu finden. Nach langem Suchen und probieren, fand ich ihn auch. Den gestandenen Pfad nach positivem Weg und mein Leben änderte sich grundlegend.

Wenn du wissen möchtest, wie du dich von destruktiven Denkfallen lösen und du lieber in klare und helle Gedanken eintauchen möchtest, dann hast du nach dem richtigen Buch gegriffen.

Kapitel 2

Die 4 wichtigsten Gründe für positives Denken

Jeder hat seine individuellen Gründe, warum sie oder er sich weg von negativen zu positiven Gedanken stürzen möchte. Meine Inspiration war, dass ich ein Mädchen - Kate aus England - kennenlernte, die im Rahmen eines Austauschprogramms an meine Uni gekommen war. In meinen Augen war sie der glücklichste und positivste Mensch, den ich je erleben durfte. Ich war fasziniert davon, wie positiv sie dem Leben entgegnete. Eigentlich war in ihrem Leben nicht alles perfekt und positiv, sie hatte eine Krankheit, wegen der sie immer wieder in Behandlung musste. Ihre Eltern hatten sich getrennt, als sie 10 Jahre alt war und ihr Vater interessierte sich nicht besonders für sie. Dennoch betrachtete sie das gesamte Leben so positiv, wie niemand, den ich zuvor kennengelernt hatte. Vor allem niemand, der aus gebrochenen Familienverhältnissen kam und eine Krankheit hatte, die ihr das Leben schwermachte.

Während ich wieder Angst vor der nächsten Prüfung hatte und mir Sorgen darübermachte, ob ich bestehen würde oder nicht und ihr mein Leid klagte, sagte sie "Marie, warum verschwendest du so viele Gedanken darüber? Konzentriere dich lieber darauf, dein Bestes zu geben und genieße nebenbei das Leben. Schließlich lebst du nur einmal." Recht hatte sie.

Ich möchte dich einladen, darüber nachzudenken, warum es dir wichtig ist, positiv zu denken. Nimm dir einen Augenblick Zeit darüber nachzudenken. Hast du ebenso eine Quelle der Inspiration oder bist du es einfach nur Leid und gefrustet von den negativen Gedanken. Oder ist es vielleicht beides? Vielleicht kann ich eine Quelle der Inspiration sein?

Mach dir am besten jetzt ein paar Notizen darüber, WARUM es für DICH wichtig ist, endlich positiv zu denken:

Neben den individuellen Gründen, möchte ich dir noch einige weitere Gründe an die Hand geben, die dich bei auf deinem Weg zu einem positiveren Leben unterstützen können.

1. Mehr Erfolg:

Wer bereits mit positiven Gedanken in den Tag startet, ist generell fröhlicher und unbeschwerter. Die positive Grundstimmung lässt die Motivation steigern und Dank des zusätzlichen Elans gelingt uns vieles besser. Daraus resultieren kleine und große persönliche Erfolge.

2. Mehr Glück:

Der Erfolg im Alltag macht nicht nur glücklich, sondern auch ein bisschen Selbstbewusst. Mit mehr Selbstbewusstsein, geraten wir weniger in Stress und machen uns weniger Sorgen. Zufriedenheit stellt sich ein und das Leben lässt sich in vollen Zügen genießen.

3. Mehr Gesundheit:

Positives Denken macht Menschen zu Optimisten. Und dass Optimisten gesünder und länger leben, wurde bereits in mehreren unabhängigen wissenschaftlichen Studien belegt. Wer sich eher auf die positiven Details konzentriert, ist demnach aktiver - unternimmt mehr, ist deutlich häufiger in Bewegung und ernährt sich gesünder. All dies tut unserem Körper gut und steigert unser Wohlbefinden.

4. Ein erfüllteres Leben:

Mehr Erfolg, mehr Glück und mehr Gesundheit? Das hört sich nach einem wundervollen Leben an. Insgesamt nimmt also die Lebensqualität zu und wir befinden uns in einer Aufwärtsspirale.

Eine positive Grundeinstellung wird bald dazu führen, dass Freunde und Familie dich darauf ansprechen, wie sehr du plötzlich strahlst und wie gut du aussiehst. Mich sprechen ständig fremde Menschen an und verraten mir im Gespräch, dass ich so positiv strahle, wie bewundernswert sie das finden und dass es ansteckend wirkt.

Mein Leben hat sich in so vielen Bereichen verbessert: Gesundheit, Wohlbefinden, Beziehungen und Erfolg.

Warum dich Perfektion nur aufhält

Sei dir über Eines bewusst: Veränderungen passieren nicht über Nacht. Auch ich habe eine Weile gebraucht, alte Gewohnheiten aus meinem Alltag zu verbannen und mich zu der Person zu entwickeln, die ich heute bin.

Zu versuchen perfekt zu sein ist nur kontraproduktiv. Es führt dazu, von sich selbst enttäuscht zu sein und schnell wieder aufzugeben. Daher akzeptiere Fehlschritte, die dir gewiss passieren werden. Sicherlich wirst du dich auf dem Weg zu mehr positiven Gedanken, immer mal wieder von negativen Gedanken übermannt.

Nimm dir Zeit. Gehe einen Tag nach dem nächsten an und setze einen Schritt vor den anderen.

Als Hilfe findest du am Ende von jedem Abschnitt, des nächsten Kapitels, einen kleinen Fragenkatalog, um deine Gedanken zu erfassen. Nutze diesen Bereich, um das Erlernte umzusetzen und zu üben. Nimmst du dir die Tipps zu Herzen, wirst du schon bald Besserungen feststellen. Und zunehmend mehr Situationen mit positiven Gedanken begegnen.

Denke daran, Wissen ist eine Sache, die Kunst liegt jedoch darin, dieses Wissen im eignen Leben umzusetzen.

Kapitel 3

Der erste Schritt in eine neue Zukunft

Übernimm Verantwortung für deine Gedanken. Vereinbare mit dir selber, dass du Herr über deine Gedanken bist, ob sie nun positiv oder negativ sind. Du allein hast es in der Hand.

Diese Vereinbarung mit dir selbst, ist vielleicht der wichtigste Schritt. Denn du kannst nur etwas ändern, für das du selber die Verantwortung trägst.

Hör auf anderen die Schuld für deine Misere zu geben. Viele machen den Fehler und suchen sich einen bösen Sündenbock. „Mein Partner, meine Mutter, mein Lehrer oder der Nachbar von nebenan." Ja ich weiß, das Leben ist unfair und es gibt Menschen, die dich unfair behandeln.

Aber, wenn du ständig die Schuld anderen zuschiebst, gibst du die Verantwortung für deine Gedanken ab. Erobere - dir selbst zur Liebe - deine Verantwortung zurück und treffe die Wahl, ab heute, die Welt optimistisch zu betrachten.

Schließe mit dir selber einen kleinen Vertrag:

Heute, dem ______________________ beschließe ich, ______________________________, von nun an mich auf die positiven Dinge im Leben zu fokussieren.

Das Tagebuch der Enthüllungen

Diese Übung kommt aus dem Mentaltraining und wird dort als Selbstgesprächsregulation bezeichnet.

Dazu legst du dir am besten ein kleines Büchlein zu, welches ein persönliches Tagebuch deiner Gedanken wird. Es empfiehlt sich nicht, deine Gedanken beiläufig auf ein Stück Papier zu kritzeln, sondern wirklich ein separates kleines Notizheft zu haben.

Diese Übung ist wirklich sehr effektiv. Mentaltraining ist ein Teilbereich der Psychologie und wird im Leistungssport, im Business und im Privatbereich angewendet. Topsportler und Manager werden damit auf ein hohes Niveau mentaler Stärke gecoacht.

In deinem Tagebuch schreibst du über 3 Tage lang deine positiven, sowie negativen Gedanken auf. Dabei versuchst du zu erkennen, was der Auslöser deiner Gedanken war. Wenn du möchtest, kannst du dies länger als 3 Tage praktizieren.

Diese Übung liegt mir am sehr am Herzen, weil ich dir helfen möchte. Es ist wichtig, dass du erkennst, welche Gedankenmuster in deinem Kopf ablaufen. Auch wenn wir denken, uns selber gut zu kennen, spielt das Unterbewusstsein und die Denkmuster eine große Rolle auf unser Handeln. Du musst zunächst deinen Status Quo genau kennen, bevor du weißt, was du ändern sollst.

Mache dir bitte auch bewusst, dass die neuen Muster in deinem Unterbewusstsein, die wir anstreben Zeit benötigen. Daher schreibe in deinem Notizheft ganz vorne in deinen Klappentext folgenden Satz:

Ich besitze die Erkenntnis über mein Unterbewusstsein und weiß, dass ich mir bei meinen Veränderungen etwas Zeit nehmen werde, damit mein Unterbewusstsein eine Chance hat, neue Muster zu gehen.

Diesen Satz liest du dir am besten durch, bevor du Notizen in deinem Tagebuch machst.

Folgende Fragen werden dir bei deiner Erkenntnis unterstützen:

- Welche drei Dinge lösen in dir negative Gedanken aus?

____

____

____

- Welche drei Dinge lösen in dir positive Gedanken aus?

____

____

____

- Was waren die Auslöser?

- **Welche Gedanken sind wiederkehrend?**

Kapitel 4

Mit aller Macht zu positiven Gedanken

Ich hoffe, du hast dir wirklich dein Tagebuch besorgt? Hast du deine positiven, sowie negativen Gedanken und deren Auslöser in deinem Tagebuch verewigt?

Dann besitzt du bereits eine Menge Selbsterkenntnis über dich. Das ist gut so. Darauf bauen positive Gedanken auf. Mit aller Macht zu positiven Gedanken!

Mit diesem Stopp Schild kommst du weiter

Die Notizen in dem Tagebuch deiner Gedanken waren erst der Anfang. Jetzt bist du ein Kenner deiner negativen, sowie positiven Gedanken. Darauf lässt sich aufbauen. Mit der Selbstgesprächsregulation.

Hinterfrage deine Gedanken. Sobald negative Gedanken aufkommen, stelle dir ein mentales STOPP Schild vor und halte inne. Evaluiere deine Gedanken. Es ist wichtig, negative Gedanken in dem Moment zu stoppen, in dem sie aufkommen. In dem Moment sind die Gedanken noch schwach und zu bändigen. Je länger du negativ über ein Ereignis oder Situation nachdenkst, desto mehr fütterst du das "Monster" der negativen Gedanken und hilfst ihnen stärker zu werden.

Du musst dir das so vorstellen: Jeder Gedanke ist eine fortlaufende Programmierung deines Unterbewusstseins. Wenn du weiterhin negativ denkst, bleiben deine persönlichen Muster dort gespeichert und verfestigen sich. Unser Ziel ist es, durch Selbstgesprächsregulation deine Gedankengänge - sprich deine Glaubensmuster - zu ändern.

Stell dir ein Stopp Schild vor und frage dich:

- Stimmen meine Gedanken?

- Entsprechen diese Gedanken der Realität?

Wiederhole diese Übung immer, wenn du dich mit negativen Gedanken erwischt, damit diese ordentlich ins Wanken kommen. Versuche es für ein paar Tage. Sei dabei nicht perfekt.

Ich hätte da negative Gedanken im Tauschangebot

Um die Selbstgesprächsregulation zu vervollständigen, wirst du nun zum Tauschhändler von Gedanken. Genau wie in einer Tauschbörse." Ich hätte da ein paar negative Gedanken im Angebot, wer tauscht diese gegen Positive ein."

Im ersten Schritt hast du deine negativen Gedanken angezweifelt. Du hast sie ins Wanken gebracht, in Verlegenheit. Im zweiten Schritt reicht dir das nicht mehr. Wir werden diese Gedanken weiter abschwächen. Die Dämonen bezwingen.

Sobald so ein Monster an deine Kopf-Tür klopft und du dieses unangebrachte Treiben angezweifelt hast, ersetzt du deine negativen

Gedanken durch positives Denken. Das mag anfangs etwas ungewöhnlich sein. Wenn es nicht sofort klappt, denke daran: Du musst nicht perfekt sein.

Spiele in deiner Gedankenwelt einfach mal mehrere Szenarien durch. Mit positiven Gedankengut. Immer, wenn du dich mit negativem Kopfbingo erwischt, tausche deine Gedanken. Ab heute wirst du ein Vollzeit Händler im Gedankentausch. Mache diese Übung so lang, bis sie zur Routine wird.

Nach für nach, wirst du zu einem glücklichen, ausgeglichenen, entspannten und positiven Menschen. Es funktioniert. Du musst dir nur Zeit geben.

Frage dich bei negativen Gedanken immer:

- Was sind meine negativen Gedanken?

____

____

____

____

- Durch welche positiven Gedanken kann ich diese ersetzen?

Was du unbedingt über äußere Einflüsse wissen musst

Du musst nicht perfekt sein. Ich bin mir sehr sicher, dass du dich an diesen Satz erinnern kannst. Oder?

Einflüsse, die dich positiv stimmen, haben ihre volle Daseinsberechtigung. Erfreue dich daran. Zelebriere sie. Baue diese weiter aus. Das können zum Beispiel liebe Menschen sein, die dich aufbauen und in deren Gegenwart du dich wohl fühlst.

Einflüsse dagegen, die dich negativ stimmen, die dir im Weg stehen und deine Laune vermiesen, von denen solltest du dich fernhalten. Vielleicht ist das jemand bei der Arbeit, der immer miese Stimmung hat oder die beiden Lästertanten. Halte dich von solchen Menschen so fern wie möglich, denn miese Stimmung ist quasi "ansteckend".

Überdenke Dinge in deinem Leben, die dich negativ stimmen. Entziehe negativer Energie den Nährboden und schaffe mehr Platz für positive Einflüsse. Dein Leben ist einfach zu kostbar, um es negativen Einflüssen auszusetzen. Ich will damit sagen, wenn dein Leben noch eine Baustelle ist, werde zum

Maurer. Du solltest es dir immer wert sein, nur das Beste in dein Leben zu lassen.

Du und deine positive Einstellung werden ordentlich davon profitieren.

In deinem Tagebuch kannst du nun ein neues Kapitel aufschlagen und deine äußeren Einflüsse niederschreiben.

Folgende Fragen solltest du dir in deinem Tagebuch selbst beantworten und daraus deine Konsequenzen ziehen:

- Was sind negative Einflüsse in deinem Leben, die du meiden, verringern oder annehmen kannst? Wie kannst du sie vermeiden?

- Was sind positive Einflüsse, die du bereits in deinem Leben hast?

- Was sind positive Einflüsse, die du vermehrt in deinem Leben haben möchtest?

Unglaublich: Was dein Vater dir beibrachte

Auch ein verletztes Ego kann negative Gedanken in dir erzeugen. Hast du schlechte Erfahrungen in deiner Vergangenheit machen müssen? Wurde dir dein Herz gebrochen? Waren deine Eltern nicht immer liebevoll zu dir?

Durch negative Erfahrungen aus deiner Vergangenheit hast du Trigger in deinem Unterbewusstsein eingespeichert. Jedes Mal, wenn dir in der Gegenwart eine ähnliche Situation widerfährt, greift ein unterbewusster Mechanismus in dir.

Du versuchst dein Ego wieder in seine Balance zu bringen. Jeder x-beliebige Mensch kann dich aus deinem Gleichgewicht bringen und in dir negative Gefühle auslösen, wenn die richtigen Trigger ausgelöst werden.

Mal angenommen, dein Vater hat dich oftmals getadelt und in einem dominanten Ton mit dir geschimpft. Wenn gegenwärtig jemand einen ähnlichen Ton gegenüber dir anschlägt, löst dieser sofort negative Gefühle in dir aus. Du fühlst dich plötzlich hilflos, wie damals, als dein Papa so mit der umgegangen ist.

Nun versuchst du dein verletztes Ego wieder in sein Gleichgewicht zu bringen. Du wirst aggressiv. du schreist und diskutierst, bist du das Gleichgewicht deines Egos herstellen konntest.

Negative Gedanken werden durch solche Reaktion genährt. Daher musst du diesen Kreislauf durchbrechen. Das tust du, indem du Ruhe bewahrst. Sobald jemand einen Trigger in dir auslöst, diskutiere nicht, streite nicht, schreie nicht, kämpfe nicht, sondern schweige.

Es wird anfangs mehr als unangenehm sein. Du wirst innerlich rebellieren. Du wirst automatisch in Kampfstellung gehen und deine Munition nachladen. Damit nährst du aber deine Dämonen in dir noch weiter und zerstörst du deine positive Energie.

Irgendwann fängt es an, dir leichter zu fallen. Und schließlich, wirst du in der Lage sein immer mehr Glück, Freude, Sonnenschein und Liebe in dein Herz zu lassen.

Folgende Fragen helfen dir deine Trigger zu eliminieren:

- Hat dein Gegenüber eventuell einen schlechten Tag?

- Muss ich es wirklich auf mich selbst beziehen?

- Gibt der Klügere nicht bekanntlich nach?

- Wie kann ich demjenigen still und leise den Rücken kehren?

Abschließende Worte

Herzlichen Glückwunsch. Du hast dich bis zum Schluss durchgearbeitet.

Wenn du das E-Book in einem Rutsch durchgelesen hast, mache dich gleich daran, dir ein Büchlein für die praktischen Übungen anzuschaffen.

Veränderungen können nur in kleinen Schritten vollbracht werden. Es mag viele Ratgeber geben, die dir versprechen, durch zweimaliges Fingerschnippen deine negativen Gedanken abzubauen. Das kann aber durch die Beschaffenheit der menschlichen Psyche und der Macht des Unterbewusstseins nicht funktionieren.

Du musst deine Gedankengänge genau verstehen und in kleinen Schritten ändern. Du musst dich darauf so lange einlassen, bis du neue Gedankenmechanismen in dir anlegen konntest. Erst dann sind diese unterbewusst gespeichert und werden ein Leben lang für dich arbeiten.

Sei es dir wert. Denke positiv.

Empfehlungen anderer Autoren bei Amazon

Sorge dich nicht - lebe! Neu: Die Kunst, zu einem von Ängsten und Aufregungen befreiten Leben zu finden

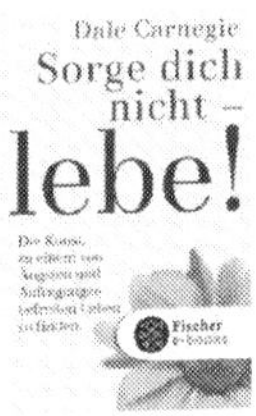

Vorschau

„29 WEGE AUS DER DEPRESSION“

Du bist lustlos, möchtest nicht aufstehen und jeder Tag fühlt sich leer an. Du hast einen schlechten Tag nach dem anderen, deine Stimmung ist gedrückt und du siehst kein Licht am Ende des Tunnels. Kennst Du das? Mit solchen Gefühlen bist du nicht allein. Vielen Menschen ergeht es so. Nur redet keiner gerne darüber. Schließlich kann der Grund für diese Antriebslosigkeit von einem vorübergehenden Stimmungstief bis zu einer schweren Depression herrühren. Ein vorübergehendes Stimmungstief lässt mit der Zeit meist nach, eine Depression dagegen ist ohne gezielte Maßnahmen kaum zu bewältigen. Die Schwierigkeit besteht meist bereits darin, eine Depression erst einmal zu erkennen. Folgende Symptome können Anzeichen für eine Depression sein:

- Schlechte Stimmung über einen langen Zeitraum, Angstgefühle, innere Leere, Trauer, Angespanntheit

- Verlust des Interesses an Hobbies oder Aktivitäten, die dir früher Freude bereitet haben
- Zurückgezogenheit und keine Lust auf soziale Aktivitäten

Dieses Buch ist darauf ausgerichtet, einfache Übungen in deinen Alltag einzubauen, damit du deine depressive Stimmung in den Griff bekommst und dauerhaft glücklicher wirst. Es geht darum, eingefahrene Gewohnheiten durch eine frische Lebensweise zu ersetzen, die deine Kreativität entfaltet und dich negative Gedankenspiralen, d.h. ein negativer Gedanke folgt dem anderen, durchbrechen lässt.

Impressum

Impressum:

ALI KALAI TLEMCANI

1 Complexe El hassani Immeuble Amal 2

90000 TANGIER

Marokko

1.Auflage: September 2016

Wichtiger Hinweis:

Die in diesem Buch enthaltenen Informationen dienen ausschließlich informativen Zwecken und dürfen unter keinen Umständen als Ersatz für eine professionelle Beratung oder Behandlung durch ausgebildete und anerkannte Ärzte angesehen werden. Diese beinhalten keinerlei Empfehlungen bezüglich bestimmter Diagnose- oder Therapieverfahren. Die Inhalte dürfen niemals als eine Aufforderung zur Selbstbehandlung oder als Grundlage für Selbstdiagnosen und -medikation verstanden werden. Die Informationen spiegeln lediglich die Meinung des Autors wieder. Der Autor übernimmt für die Art oder Richtigkeit der Inhalte keine Garantie, weder ausdrücklich noch impliziert.

Sollten Inhalte des Buches gegen geltendes Recht verstoßen, dann bittet der Autor um umgehende Benachrichtigung. Die betreffenden Inhalte werden dann umgehend entfernt oder geändert.

Haftung für Links

Das Buch enthält Links zu externen Webseiten Dritter, auf deren Inhalte wir keinen Einfluss haben. Deshalb können wir für diese fremden Inhalte keine Gewähr übernehmen. Für die Inhalte der verlinkten Seiten ist stets der jeweilige Anbieter oder Betreiber der Seiten verantwortlich. Die verlinkten Seiten wurden zum Zeitpunkt der Verlinkung auf mögliche Rechtsverstöße überprüft. Rechtswidrige Inhalte waren zum Zeitpunkt der Verlinkung nicht erkennbar. Eine permanente inhaltliche Kontrolle der verlinkten Seiten ist jedoch ohne konkrete Anhaltspunkte einer Rechtsverletzung nicht zumutbar. Bei Bekanntwerden von Rechtsverletzungen werden wir derartige Links umgehend entfernen.

Printed in Poland
by Amazon Fulfillment
Poland Sp. z o.o., Wrocław

52896544R00040